MOYENS PRÉSERVATIFS

DU

CHOLÉRA

PAR

Le Docteur A. MILLET

MÉDECIN DE L'HÔPITAL SPÉCIAL DES CHOLÉRIQUES (1849).

TOURS

J. BOUSEREZ, LIBRAIRE-ÉDITEUR

Rue de l'Intendance, 16.

INTRODUCTION

Appelé en 1849 par la municipalité de la ville de Tours à la délicate mission de soigner avec plusieurs de nos confrères, les cholériques qui avaient été transportés à l'ambulance située dans l'avenue de Grammont, nous avons profité de cette position pour étudier et rechercher quelles pouvaient être les mesures susceptibles d'empêcher l'explosion du choléra, ou quels étaient les meilleurs moyens de le combattre.

Après l'extinction de l'épidémie, nous avons mis en ordre les matériaux et les notes que nous avions recueillis, et nous avons publié en 1851 un traité du choléra-morbus épidémique qui a eu quelque succès.

Le choléra fera-t-il une nouvelle apparition dans nos contrées? Nul ne saurait l'affirmer. Conduisons-nous cependant comme si nous étions menacés par lui : et c'est en vue d'être utile à nos concitoyens que nous nous sommes décidé à faire paraître cet opuscule, et à porter à leur connaissance l'ensemble des moyens à l'aide desquels ils pourront conjurer ce redoutable fléau.

Nous n'avons pas eu la prétention dans cet écrit destiné aux masses, d'indiquer les moyens à employer pour guérir le choléra; mais nous nous sommes proposé pour objet de familiariser les populations avec les moyens hygiéniques qui sont susceptibles de préserver des atteintes d'une si cruelle et si terrible affection.

Il ne faut jamais perdre de vue qu'il est plus facile de *prévenir* que de *guérir !..*

Dans l'immense majorité des cas, le choléra est précédé de certains troubles du côté des voies digestives, qui durent habituellement pendant un ou plusieurs jours. Il faut par tous les moyens possibles empêcher ces troubles de se produire, et si malgré tous nos efforts ils éclatent, il faut s'attacher à les combattre dès leur apparition.

Là est tout le secret pour empêcher l'explosion du choléra.

De ce que nous venons de dire découle cette vérité que le meilleur préservatif contre le choléra et contre une épidémie quelconque, c'est une santé parfaite : aussi doit-on s'efforcer de la conserver et de ne pas la compromettre.

Nous devrons forcément traiter très-brièvement dans cette brochure deux points importants et distincts, l'*hygiène privée* et l'*hygiène publique.*

Nous insisterons davantage sur l'hygiène privée et sur les précautions dont chacun doit s'entourer, et nous nous contenterons d'indiquer, en quelques mots, les mesures que doivent prendre les administrations pour empêcher le retour de ces épidémies.

Si nos conseils sont entendus et mis en pratique, le fléau dont nous sommes menacé ne fera que de très-faibles ravages dans notre département. Nous nous estimerons alors heureux d'avoir contribué, par cet écrit, à sauver les jours de quelques-uns de nos concitoyens... Et ce sera pour nous la plus douce des récompenses !...

MOYENS PRÉSERVATIFS

DU

CHOLÉRA

HYGIÈNE PRIVÉE

—

MESURES INDIVIDUELLES

I.

En temps d'épidémie cholérique, il faut ne rien changer à ses habitudes si elles sont bonnes et veiller avec soin à l'air qu'on respire.

Habiter une chambre vaste et bien aérée, située dans un quartier où circulent à flots l'air et la lumière. Cette chambre dans laquelle régnera la plus grande propreté ne donnera abri à aucune espèce d'animaux domestiques.

On proscrira également de la chambre à coucher les fleurs et les plantes vertes qui pendant la nuit dégagent une notable quantité d'acide carbonique.

Nous ferons la même recommandation à l'égard des fruits que beaucoup de personnes conservent en plus ou moins grande quantité dans leur chambre à coucher.

On aura soin de ne pas laisser séjourner le linge sale dans un des coins de la chambre.

On veillera à ce que les objets de literie, et surtout ceux des jeunes enfants soient souvent exposés à l'air.

Les fenêtres des habitations seront ouvertes tous les

jours vers midi lorsque le temps sera sec et clair. Elle resteront closes s'il y a du brouillard et de l'humidité.

II.

Les soins de propreté seront excessifs. On renouvelera le linge du corps le plus souvent possible.

L'évier, les lieux d'aisances seront tenus avec une extrême propreté ; ils seront lavés à grande eau et désinfectés plusieurs fois par jour s'il y a nécessité.

On devra faire en sorte d'éloigner des habitations toute espèce de substances animales ou végétales en décomposition.

Dans les campagnes, les fumiers décorent souvent le devant des habitations ; c'est une déplorable et très-insalubre coutume qu'il faut à tout prix faire disparaître, quand le choléra menace de faire invasion dans une localité.

III.

On évitera, autant que faire se pourra, toutes les émotions morales vives, telles que le chagrin, la colère, la frayeur. Nous savons bien qu'on n'est pas toujours effrayé, colère, chagrin à volonté, et que parfois tous les efforts de notre raison sont impuissants à lutter contre les légitimes sujets de tristesse, d'inquiétude ou de douleur qui viennent nous frapper. Il faut alors appeler au secours de la raison le changement de lieu, le mouvement en plein air, le travail, les distractions de la famille, du monde, etc.

IV.

On s'abstiendra des exercices immodérés, des travaux intellectuels trop longtemps prolongés, d'une trop forte contention d'esprit, de veilles trop fréquemment renouvelées.

V.

Il est extrêmement important de ne commettre aucun excès de quelque nature qu'il soit et de n'user qu'avec modération des liqueurs alcooliques.

VI.

Nous nous étendrons un peu sur l'opportunité de recourir à telle ou telle alimentation plutôt qu'à telle autre en temps d'épidémie cholérique.

L'alimentation nous est fournie par le règne animal et par le règne végétal.

La chair des animaux domestiques adultes, tels que le *bœuf* et le *mouton*, fournit un aliment nutritif, digestif et sain qui convient aux estomacs robustes.

Les animaux qui vivent à l'état sauvage (*chevreuil, daim, lièvre,* etc.) ont une viande sapide, excitante, qui plaît aux gourmets.

Fournissant les éléments d'une réfection énergique, toutes ces chairs d'animaux devront, pendant la durée du choléra, faire la base de l'alimentation.

On fera bien de s'abstenir de la chair du *cochon.*

Les viandes des jeunes animaux (*veau* et *agneau*) sont moins nourrissantes et contiennent plus de gélatine. Elles sont peu toniques et conviennent plus spécialement aux personnes sédentaires dont les travaux n'exigent pas de grands efforts musculaires.

Le *lait* occasionne à beaucoup de personnes des coliques et de la diarrhée. Il faudra donc en user avec modération.

Les *graisses,* le *beurre* sont très-ordinairement de difficile digestion.

Les *fromages non salés* sont laxatifs ; les *fromages salés* sont plus digestibles. Fermentés et alcalescents, ils exercent sur l'estomac une stimulation assez énergique.

Nos principaux oiseaux domestiques tels que le *coq d'Inde,* la *poule,* le *coq,* le *pigeon,* fournissent d'excellents aliments dont on ne saurait trop recommander l'usage.

La chair du *canard* et de l'*oie* est indigeste et doit être mise de côté en temps de choléra.

Les oiseaux sauvages fort nombreux (*faisan, caille, perdrix, bécasse, ortolan, grives,* etc.) sont aussi une ressource précieuse pour l'alimentation des gens riches et ne doivent pas être dédaignés.

Les *œufs* et notamment les œufs de poule rendent d'incontestables services dans l'alimentation. Ils conviennent parfaitement quand il s'agit de modérer la diarrhée.

Les poissons à chair blanche, de consistance moyenne et renfermant une faible proportion de graisse (*dorade, truite, merlan, lotte, sole, perche, turbot,* etc.) sont d'une facile digestion. Les poissons à chair dense, colorée, sapide, plus ou moins infiltrée de graisse (*saumon, alose, anguille, thon, maquereau,* etc.) constituent une excellente nourriture avec le secours des assaisonnements; mais ils ne peuvent pas convenir à tous les estomacs.

Les articulés fournissent plusieurs espèces alimentaires, telles que les *crabes,* les *écrevisses,* les *homards,* les *langoustes,* les *crevettes*). L'écrevisse est excellente, restaurante et digestible. Le homard et la langouste surtout ne sont pas moins recherchés, ils ont une chair ferme et savoureuse, mais de difficile digestion ; aussi devra-t-on en être sobre.

Ne point abuser des *huîtres.*

Se priver des *moules.*

Le produit le plus important du règne végétal est le *pain.* C'est un excellent aliment quand il est de bonne qualité.

Il faut proscrire le *pain de farine de sarrazin* qui est lourd et indigeste, et le pain fait avec de la farine de froment ou de seigle à laquelle on a ajouté des pommes de terre cuites et écrasées ou de la citrouille.

Les légumes herbacés (*épinards, oseille, chicorée, salade*) traversent assez souvent les intestins sans être digérés et occasionnent fréquemment de la diarrhée, des coliques, des flatuosités. Il faut les proscrire.

Les farineux (*pommes de terre, haricots, fèves, lentilles*) sont plus nourrissants; mais ils sont loin de convenir aux estomacs délicats. Dans un air libre et avec les travaux des champs, ils peuvent être avantageux. A la ville, dans une atmosphère viciée, avec des travaux sédentaires, ils fatiguent les organes digestifs, et engendrent d'abondantes flatuosités.

Les végétaux dont la substance est fondante et légèrement sucrée (*betteraves, navets, carottes, oignons*) sont d'une digestion plus facile, il est vrai, mais doivent être ingérés avec prudence.

Les *fruits* sont d'un usage tellement répandu qu'il est bon de connaître leurs propriétés. Leur usage, fût-il modéré, tourmente les entrailles, même lorsqu'on détruit leur acidité au moyen du sucre. La coction simple ou la coction dans l'eau et le sucre corrige la verdeur et la dureté de certains fruits (*prunes, abricots, pêches*); on obtient de cette manière des compotes qui sont agréables au goût, mais qui possèdent des propriétés laxatives très-prononcées. Il faudra donc s'en abstenir.

On devra rigoureusement s'interdire de manger du *melon,* même en très-minime quantité.

Les *confitures* sont généralement innocentes.

On n'abusera pas des condiments acides (*vinaigre, verjus, citron*).

Les *gâteaux feuilletés* et les *pâtisseries légères* n'offrent pas de très-sérieux inconvénients.

Les *pâtés* proprement dits sont indigestes.

Le *bouillon de bœuf* et les *potages* qu'on confectionne avec lui, sont toniques et d'un usage favorable à ceux qui dépensent beaucoup de forces et qui ont besoin de les réparer.

Les *bouillons* et les *potages de veau et de poulet* sont laxatifs.

Les *bouillons* et les *potages aux herbes*, les *juliennes*, les *purées* jouissent de propriétés relâchantes.

Les *potages au lait* ont besoin d'être très-sucrés.

Le *vin* doit être de bonne qualité. Pris pur, et surtout coupé avec de l'eau, son usage habituel est avantageux ; mais le plus petit écart de régime, la moindre infraction aux règles de la tempérance peut amener les plus funestes résultats. Que les ivrognes le sachent bien : en temps d'épidémie cholérique, plus qu'en tout autre temps, il faut fuir les cabarets.

Le vin vieux restaure l'estomac et relève promptement les forces.

La *bière* est sans inconvénient pour ceux qui l'aiment.

Le *cidre* est souvent indigeste et purgatif.

Il en est de même des vins nouveaux et surtout des *vins blancs nouveaux*.

L'usage modéré du *café* après le repas, quand on en a contracté l'habitude, n'a pas d'inconvénients.

Il faut user avec une grande discrétion de l'*eau-de-vie* et des *liqueurs*.

Le *thé* occasionne chez quelques personnes de la diarrhée ; il ne faut pas l'oublier.

En temps de choléra, il est fort prudent de s'abstenir de *boissons trop froides*, de *glaces*, etc. Le meilleur et le plus innocent moyen de se désaltérer est de l'eau rougie ou de l'eau sucrée légèrement aromatisée de rhum ou d'eau-de-vie à la température ambiante.

VII.

Tous les aliments doivent être de bonne qualité et pris en quantité suffisante, sous peine de s'exposer à des inconvénients.

Trop abondants, ils amènent des indigestions excessive-ment pénibles et dangereuses ; trop restreints, ils ne suf-fisent plus à la réparation de nos pertes.

Il faut manger lentement, et broyer exactement ses ali-ments avant de les avaler : pendant la mastication ils s'imprègnent de salive et autres liquides qui les rendent plus digestibles.

On doit établir une régularité parfaite dans le retour des repas, sinon l'on jeûne trop longuement ou on se met à table avant d'avoir faim. Dans le premier cas, l'appétit surexcité engage à manger vite et beaucoup. Or ce sont là deux circonstances très-propres à faire naître une mau-vaise digestion. Dans le second cas, on impose à son esto-mac, incomplétement remis de la fatigue d'un premier repas, une fatigue nouvelle qui bien certainement sera un obstacle à l'accomplissement normal de ses fonctions. Ces aliments mal digérés deviennent alors une source féconde de troubles et de dangers.

VIII.

Quelques personnes ont cherché dans la fuite un moyen de se soustraire au choléra. Parmi eux il en est qui ayant emporté le germe de la maladie l'ont contractée peu de jours après s'être éloignés de l'atmosphère cholérique. Mais il faut en convenir, plusieurs personnes ont dû leur salut à cette résolution : loin de nous cependant l'idée de conseil-ler une pareille mesure. Dans les temps d'épidémie, chacun doit s'armer de courage et rester à son poste, les uns pour remplir des devoirs que les liens du sang ou de l'amitié leur imposent, d'autres pour s'acquitter de devoirs plus impérieux encore. Cependant les sujets débilités et les malades devront être mis à l'abri de toute communication avec les cholériques. Il ne faudrait pourtant pas conclure de ce que nous disons ici que le contact momentané d'une personne malade ou débilitée avec un cholérique peut expo-ser cette personne à contracter le choléra. Non : il est de notoriété qu'il faut au moins une immersion prolongée du-rant huit ou douze heures dans l'atmosphère cholérique et surtout une immersion pendant la nuit. Ainsi donc, il ne faut pas séjourner plus de douze heures de suite dans un local où se trouvent des cholériques ; il faut bien se garder d'y passer la nuit quand on y est resté durant la journée, et il est indispensable de se purifier par une immersion dans l'air libre, durant plusieurs heures, quand on doit être ou quand on a été en rapport avec des malades attteints du choléra.

Il est rigoureusement nécessaire d'enfouir profondément et loin des habitations, les déjections des cholériques.

IX.

On peut prendre des *bains froids* pendant le choléra : mais il ne faut pas perdre de vue qu'en tout temps l'usage du bain froid commande quelques précautions qui deviennent bien plus importantes en temps d'épidémie. Il est évident qu'aucun médecin prudent n'oserait conseiller à un diarrhéique, par exemple, de s'exposer à l'espèce de sidération que produit le bain froid. Nous croyons, en outre, qu'il ne faut pas se livrer à des exercices trop violents de natation, car toute déperdition de forces est en ce moment une condition des plus mauvaises.

On se donnera bien de garde aussi de prolonger la durée du bain froid jusqu'à ce qu'on ressente un refroidissement général.

Les *bains chauds* ne seront pas oubliés : on doit toujours recommander en temps d'épidémie la plus exquise propreté.

Il sera nécessaire de se vêtir chaudement surtout dès le matin et vers la soirée. On ne saurait trop conseiller l'usage de larges ceintures de flanelle rouge appliquées sur l'abdomen.

HYGIÈNE PUBLIQUE

MESURES ADMINISTRATIVES

La salubrité publique devra vivement préoccuper l'autorité, surtout en temps d'épidémie.

I.

Les rues seront donc balayées dès le matin, et l'enlèvement des immondices se fera d'une manière régulière matin et soir.

Les ruisseaux des rues devront être lavés à grande eau, car ils ne sont jamais plus sales que lorsqu'ils viennent d'être balayés ; la boue reste étalée sur les côtés du ruisseau, et offre ainsi une large surface à l'évaporation de miasmes morbifères, surtout en été, lorsque le soleil est ardent.

Le curage des fossés, des canaux, des petites rivières avoisinant les centres de population, devra être ajourné, surtout en temps d'épidémie.

Les grands travaux de terrassements, les fouilles de terrain devront être momentanément suspendus.

Le curage des fossés d'aisances ne devra jamais être effectué en plein jour, comme cela a habituellement lieu. Les vidangeurs commenceront leur travail à onze heures du soir pour le terminer à cinq heures du matin. Ils emploieront pour leurs opérations les meilleurs moyens de désinfection connus jusqu'à ce jour.

II.

Les établissements publics, tels que salles de spectacle, salles de concert, salles de bal, les cafés, les cabarets, les casernes, les hôpitaux, les asiles, les lycées, les séminaires, les écoles, les ateliers, les manufactures, etc. etc., devront être également de la part de l'autorité, l'objet d'une active surveillance.

Les maisons garnies de bas étage, situées souvent dans les rues les plus étroites de nos cités, et qui sont ouvertes aux pauvres voyageurs, aux malheureux ouvriers, aux mendiants, nécessiteront de très-fréquentes visites, car il n'est pas rare de voir entassés dans une chambre peu spacieuse de ces repaires immondes, huit, dix, quinze, vingt et souvent même une bien plus grande quantité d'individus de l'un et de l'autre sexe.

III.

L'assistance publique, qui dans tous les temps est un devoir de la société envers ceux de ses membres qui manquent du nécessaire, devient une impérieuse nécessité au moment où vient éclater dans une population une épidémie aussi meurtrière que l'est habituellement le choléra.

La première chose à faire pour les premiers magistrats de la ville où le choléra a fait irruption, est d'assurer à la classe indigente, au moyen de quêtes et de souscriptions, une nourriture plus saine et plus abondante que celle à laquelle elle est habituellement soumise ; des vêtements chauds et propres à la place de haillons sordides ; et principalement, s'il y a lieu, des habitations saines bien aérées, et situées dans des quartiers où circulent l'air et la lumière.

Que les riches ne perdent jamais de vue qu'en temps d'épidémie cholérique donner beaucoup aux pauvres, c'est placer leur argent à de très-gros intérêts.

Des hôpitaux spéciaux auxquels seront attachés des médecins, des élèves en médecine, un pharmacien, un aumônier, des religieuses, des infirmiers et des infirmières, seront mis par l'autorité à la disposition des cholériques indigents. Cette mesure que nous regardons comme excellente et comme pouvant dispenser d'envoyer dans les hôpitaux ou hospices des villes des malades atteints de choléra, sera une sécurité pour les hôtes de ces établissements, qui n'auront pas à redouter par ce moyen, que la maladie soit importée, comme cela s'est vu si souvent, dans l'hôpital où ils sont venus réclamer des soins nécessités par des affections soit médicales, soit chirurgicales.

Les indigents atteints de choléra comprendront sans peine que, privés de tout, manquant du nécessaire, n'ayant souvent à leur disposition ni argent, ni linge, ni bois, privés de famille et quelquefois d'amis, ils ne peuvent rester isolés dans une chambre froide, humide, malsaine, et qu'il est indispensable qu'ils soient transportés à l'hôpital spécial (à l'*ambulance*), dans lequel ils trouveront tous les secours et tous les égards que commande leur triste position. Du reste, les médecins qui seront appelés près d'eux, au début de la maladie, devront s'efforcer de combattre les préjugés qu'ils pourraient avoir contre ces établissements temporaires ; et l'autorité que donnent leurs lumières, leur dévouement et leur expérience des misères humaines, ne tardera pas à porter la conviction dans l'esprit de ces pauvres malades et de ceux qui les entourent.

IV.

Il est encore une mesure que nous ne saurions trop recommander ; c'est que tous les pharmaciens soient autorisés à délivrer gratuitement, sur l'ordonnance des médecins de la localité, les médicaments nécessaires au traitement des cholériques indigents qui ne voudraient pas être transportés dans les ambulances.

V.

L'autorité municipale fera bien de veiller à ce que des feux soient entretenus dans les quartiers populeux, malsains, peu aérés. On brûlera plus particulièrement des bois résineux.

VI.

Les gouvernements étant sur le point de se réunir en conférence pour combiner un ensemble de mesures sanitaires susceptibles de s'opposer au retour de ces terribles épidémies, nous n'entrerons dans aucun détail sur les *cordons sanitaires*, les *lazarets* et les *quarantaines*, et nous attendrons avec confiance l'énoncé des moyens puissants qui devront plus tard être mis en vigueur, et qui sont devenus indispensables, comme le démontrent de récents et douloureux événements.

SYMPTOMES PRÉCURSEURS

DU CHOLÉRA

—

MOYENS A METTRE EN USAGE

Si malgré l'observance rigoureuse de ces précautions hygiéniques, l'influence épidémique se fait sentir et déteint sur certaines constitutions maladives ou détériorées, et même sur certains sujets robustes, il faut garder son sang-froid.

Il n'y a jamais ou presque jamais, dans nos contrées, du moins, de choléra foudroyant tuant en quelques heures ; et on rencontre presque toujours des symptômes précurseurs auxquels il est rigoureusement indispensable de faire une scrupuleuse attention. Le plus saillant de ces symptômes, celui qui ne pourra jamais passer inaperçu, est la *diarrhée*.

Dès que la diarrhée se produit, il faut, en toute hâte, faire appeler un médecin. En attendant son arrivée, on se

couchera dans un lit bien bassiné, et on se fera adminis-
trer une tasse peu sucrée d'infusion de menthe poivrée, de
camomille, de sauge.

Un large cataplasme de farine de lin sera appliqué sur
l'abdomen, si des coliques se font sentir.

Dès que le médecin sera arrivé, il prendra la direction
du traitement après s'être renseigné sur tout ce que le malade a éprouvé et sur ce qui lui a été administré.

Mais que les personnes atteintes de diarrhée se gardent
bien de recourir d'elles-mêmes soit à un vomitif, soit à un
purgatif, soit à des boissons alcoolisées, soit aux opiacés.
L'intervention du médecin est ici indispensablement nécessaire ; et lorsqu'elle a eu lieu à heure et à temps le choléra
avorte le plus souvent.

Qu'on le sache donc bien, on peut *presque toujours,*
quand on est attentif, vigilant et soigneux de sa personne,
échapper aux terribles étreintes du choléra. Si quelque
malaise, un peu de lassitude, des borborygmes, de la
diarrhée, etc., se font sentir, il faut incontinent appeler un
médecin dont l'expérience seule peut juger ce qu'il y a de
mieux à faire.

FIN.

TABLE

TOURS, IMPRIMERIE DE J. BOUSEREZ.

363

9 782019 297022